MIO CUGINO!

Jack harry

1

_____

Come va, cugino?

Era un'altra calda giornata estiva di agosto che stava lentamente volgendo al termine. Fuori si stava facendo buio e stavo diventando sempre più irrequieto. Ho passato l'intera giornata in piscina con mia cugina Laura. Lasciamo che il sole abbronzi la nostra pelle.

Certo, mia cugina ha scatenato in me fantasie erotiche, ma chi potrebbe biasimarmi, con la sua figura provocante, in erba e quasi perfetta. Mi sono sentito catturato diverse volte mentre i miei occhi si posavano sui suoi seni sodi e giovani, sostenuti da un bikini bianco e trasparente.

Viviamo uno accanto all'altro. Suo padre, il fratello di mia madre ei miei genitori avevano costruito insieme una casa bifamiliare. Abitavamo nella metà destra della casa. Dato che mio zio e mia zia lavoravano sempre molto a lungo, Laura trascorreva molto tempo con noi.

In prima serata mi sdraiavo nella vasca da bagno mentre Laura leggeva una rivista in soggiorno e aspettavo che i suoi genitori tornassero a casa.

"Resti a lungo sdraiato nella vasca, Tobias? Posso aiutarti?" giunse la voce sorridente di mio cugino.

Tirato fuori dai miei pensieri, ho quasi soffocato con l'acqua del bagno. Laura era in piedi accanto alla vasca, con indosso solo un asciugamano. Mi sorrise sfacciatamente.

"Volevo fare una doccia veloce con voi ragazzi, ma ci metterete un'eternità in bagno", ha detto lasciando che il suo sguardo scivolasse nella vasca da bagno.

Ho cercato di alzarmi, cercando supporto, ma poi sono rimasta nella mia posizione comoda e ho voluto rispondere a Laura.

Tuttavia, era interessata a qualcosa di completamente diverso!

Solo ora mi sono reso conto di essere completamente nudo nella vasca da bagno con il pene semieretto. Laura ha guardato il mio pene con interesse.

"Puoi aiutarmi, ma mi sono già lavato", risposi.

"Sai," rispose lei a bassa voce. "Non ho mai visto una cosa del genere nella vita reale! Solo che l'ho sentito attraverso i pantaloni mentre pomiciava con un ragazzo."

Ora sono rimasto stupito!

Mio cugino innocente prendeva i pantaloni dei ragazzi mentre si baciava.

Si sedette lentamente sul bordo della vasca.

"Posso toccarlo?" chiese esitante e io annuii senza parole.

Anche prima che allungasse la mano, ho sentito il mio cuore iniziare a battere. Volevo controllarmi e non estendere il mio lout alla sua piena dimensione. Con il medio e l'indice, fece scorrere dolcemente e lentamente il mio glande lungo l'asta finché non toccò accidentalmente un testicolo con la punta del dito.

I suoi occhi erano pieni di eccitazione e di luccichio, il suo respiro era lento e pesante. Prima che avesse finito con il suo breve tocco, il mio piccolo era in piedi duro ed eretto.

Ritirò la mano, stupita dal suo lavoro.

Guardando il mio rigido splendore, mi ha chiesto: "Dimmi, potresti mostrarmi come funziona l'eiaculazione?"

Ora deglutisco e la guardo quasi un po' imbarazzata, ma dovevo ridere dentro di me del suo modo di parlare scelto.

"Va bene," risposi con finta nonchalance. "Ma non qui e solo se non lo dici a nessuno!"

Lei annuì allo stesso rallentatore con cui aveva appena accarezzato il mio cazzo.

Mi sono alzato, ho staccato il tappo e l'acqua ha gorgogliato addio nello scarico. Laura mi porse l'asciugamano e io mi asciugai velocemente ma accuratamente. Il mio cuore lentamente si è calmato di nuovo, solo il mio piccolo aveva apparentemente annusato l'arrosto e non si era in alcun modo ammorbidito. Misi da parte l'asciugamano, presi la mano di mia cugina e la condussi, completamente nuda com'ero, nella mia stanza. Con un gesto elegante l'ho sistemata davanti al mio lettone in modo che non restasse che sedersi, cosa che fece subito. Mi sono lasciata cadere sul materasso accanto a lei.

Il mio cazzo duro si stava ancora sollevando felicemente , aspettando la sua ricompensa.

"Dovrei farlo da solo ora, o vuoi aiutarmi?" Ho chiesto.

"Mostrami come farlo da solo. Forse lo farò dopo di te", ha detto.

Mi chiedevo se pensava che gli uomini potessero avere l'orgasmo che volevano.

"Okay, spero di resistere," risposi, notando il suo sguardo interrogativo.

Mi sdraiai sul letto e lei si inginocchiò accanto a me. Poi ho afferrato il mio zoticone duro e lentamente ho iniziato a spingere indietro il prepuzio. I suoi occhi si attaccarono al mio pene come magneti e seguirono ogni mio movimento. Ho iniziato a rilassarmi e ho sentito che non sarebbe passato molto tempo prima di raggiungere l'orgasmo.

Mentre i miei succhi si muovevano, iniziai a guardare mio cugino con occhi lussuriosi.

Il suo asciugamano da bagno si era leggermente allentato. Ora era aperto nella parte anteriore dove era stato ripiegato, rivelando le sue belle gambe giovani fino ai fianchi. Apparentemente era eccitata dal mio masturbarsi, perché dimenava il sedere avanti e indietro senza sosta.

Inconsciamente, si fece scivolare la mano destra tra le gambe, che a ogni spostamento si allontanava sempre di più. Ho alzato la testa per poter guardare la sua figa. In quel momento la vidi passare il lato del dito indice sulle labbra glabre. Quel breve momento è bastato al mio cervello per dare l'ordine di sborrare.

"Ora sto venendo !" gemevo. Con forti spinte ho spruzzato lo sperma sul mio stomaco. Laura guardò lo spettacolo con occhi scintillanti e si strofinò la piccola crepa. Dopo un breve momento di esaurimento, ho afferrato un fazzoletto e ho voluto cancellare le tracce della mia lussuria.

"No, lascia che lo faccia io", ha chiesto mio cugino e mi ha preso gli asciugamani di mano. Ma subito li ha messi di nuovo da parte e ha cominciato a spargere lo sperma sul mio stomaco con la punta delle dita. Ha disegnato i cerchi sempre più grandi finché non hanno immerso entrambi i palmi nel mio succo, facendo scorrere delicatamente la mano destra sul mio pene alcune volte prima di prenderlo in mano e spremere le ultime gocce come se non avesse mai fatto nient'altro.

I miei sentimenti sono tornati a ribollire quando ho avuto un pensiero eccitato. Le prendo i polsi, guardando negli occhi interrogativi.

"Momento! Ora tocca a te!" dico fermamente.

"Come si fa a farlo?" mi chiese mentre mi puliva delicatamente lo stomaco, il pene e le mani.

"Come ho detto", ho risposto. "Ora sdraiati e mostrami come ti masturbi!"

Un po' imbarazzata, si strofinò le ultime tracce di sperma dalle mani.

"Ma non va bene! Sono tuo cugino!"

Ho dovuto ridere a crepapelle.

"E io sono tuo cugino! L'ho fatto davanti a te, ora tocca a te. È giusto, vero?"

Rifletté, inclinando la testa da sinistra a destra.

"Va bene," rispose lei, sorridendo. "Perché no."

Gettò i fazzoletti umidi in un angolo e si sdraiò in mezzo al letto. Allargò le gambe leggermente divaricate. Poi ha sciolto il nodo sull'asciugamano da bagno in modo che si apra.

Ora era completamente nuda davanti a me.

È davvero una superdonna, ho pensato, guardando il suo corpo da capo a piedi. Le sue mani vagarono sui fianchi fino ai seni sodi. Ha iniziato ad accarezzarsi i capezzoli con le dita. Potevo vedere esattamente come i suoi capezzoli si alzavano e diventavano sempre più duri. Ora prese un capezzolo tra le dita e lo strinse molto teneramente. Un piccolo gemito le sfuggì dalle labbra quando iniziò a ruotare leggermente i lombi.

Lasciò che le sue cosce scivolassero sempre più divaricate e fece scivolare delicatamente la mano destra sullo stomaco contro i peli pubici. Con lo stesso movimento sensuale mentre si accarezzava il capezzolo, ora girava anche le dita sul pube leggermente sollevato.

Nel frattempo avevo di nuovo il più bel supporto tra le gambe, che strofinavo con cura e lentamente. Ora, già mezza in trance, Laura aprì le cosce, prima tirando su le ginocchia e poi lasciandole lentamente divaricare. Ho esultato internamente perché potevo finalmente vedere la sua piena gloria.

Aveva davvero la figa più bella che avessi mai visto.

I suoi capelli intimi erano rasati a triangolo e avevano una lunghezza massima di due millimetri. La punta inferiore del triangolo puntava dritta verso il suo dolce clitoride. L'area intorno alle sue labbra era completamente rasata.

Un profumo caldo ed eccitante emanava da questa fantastica immagine e saliva alle mie narici. Mi sdraiai a faccia in giù tra le sue gambe in modo da poter guardare direttamente il suo centro del piacere. Le sue dita si muovevano in cerchio e si avvicinavano lentamente alla sua colonna cornea. Con il dito medio si accarezzò il clitoride dall'alto.

L'altra mano massaggiò i capezzoli, molto più forte ora.

Sempre più spesso si accarezzava le labbra, che ora luccicavano di umidità. Alzò e abbassò il bacino e il suo dito medio scomparve più in profondità nella sua vagina ad ogni movimento. Ma non l'ha messo troppo in profondità perché probabilmente non voleva ferire il suo imene.

Ha aumentato di nuovo tutti i suoi movimenti!

I suoi gemiti sono diventati più forti mentre si strofinava la figa più velocemente. Sollevò il bacino, avvicinandosi così tanto al mio viso che tutto ciò che dovevo fare era tirare fuori la lingua per aiutarla a raggiungere l'orgasmo.

Tuttavia, questo è arrivato prontamente e accompagnato da un forte urlo!

Si è sdraiata sul mio letto contorcendosi e ha infilato felicemente il dito medio in profondità nella sua vagina. La sua mano sul petto le lasciò accarezzare esausta lo stomaco e poi lo lasciò cadere accanto a lei.

Mi sorrise con gli occhi vitrei.

"Beh, soddisfatto?" ansimò stancamente.

"Certo," risposi, sorridendole da tra le sue gambe.

"Se non avessi saputo che guardavi costantemente la mia figa, ci sarebbe voluto molto più tempo. Il tuo aspetto mi ha davvero eccitato!"

"Come pensi che il tuo spettacolo mi abbia eccitato di nuovo", ho risposto, sdraiandomi su un fianco accanto a lei in modo da poterla guardare meravigliosamente.

Ho visto i suoi seni arrossati e ho cominciato ad accarezzarli teneramente. Apparentemente si stava divertendo perché inclinò la testa all'indietro e chiuse gli occhi.

"Se non fossi mio cugino, adesso mi verrebbero in mente molte cose."

"Pensi che siamo andati troppo oltre?" chiese imbarazzata.

Ho appena scosso la testa e le ho accarezzato i capelli. Siamo sdraiati così per un po' e ci siamo accarezzati l'un l'altro i corpi interi. Ho sentito i suoi seni caldi sul mio fianco e lei ha messo una gamba tra le mie cosce, esercitandomi una comoda pressione sotto i miei testicoli. Ho accarezzato la sua pelle delicata e lei ha preso il mio pene e ci ha giocato con interesse.

Abbiamo scherzato un po' e ci siamo solleticati a vicenda. Abbiamo iniziato un piccolo incontro di wrestling e ci siamo rotolati sul letto finché non è venuta a sedersi su di me. Ci siamo guardati negli occhi ed entrambi sapevamo cosa sentivamo tra le nostre gambe. La tua umidità e il tuo calore sul mio cazzo duro.

"Sai cosa vorrei fare adesso?" mi chiese audacemente ei suoi movimenti su di me furono più che chiari.

"Sei pazzo?" Potevo solo soffocare, ma lei ha immediatamente risposto

"Dai una pausa! Prima di tutto, voglio che tu sia l'unico a deflorarmi e inoltre, proprio qui e ora ho voglia di perdere finalmente la mia verginità!"

Come dovrei oppormi a questo, dal momento che nel frattempo stava diffondendo la sua umidità in modo uniforme su tutta la lunghezza del mio pene duro con le sue labbra.

La guardai profondamente negli occhi e le chiesi: "Lo vuoi davvero?"

"Sì! In questo momento, non voglio più essere vergine!"

Il mio cuore batteva all'impazzata

"Va bene, sei pronto?" Le ho chiesto e l'ho guardata che non voleva più aspettare. Alzò il bacino, afferrò il mio pene e lo diresse contro il suo buco del piacere.

Ho sentito il calore umido diffondersi intorno al mio glande. Con molta attenzione scivolò sul mio supporto finché non sentii una leggera resistenza.

"Questo è un grande momento della tua vita ora", ho respirato eccitato e ho notato come lei esitò per un brevissimo momento. Ma a quanto pare nulla potrebbe fermare la sua eccitazione ora.

Fece un respiro profondo, chiuse gli occhi e cavalcò completamente la mia lancia. Con un piccolo sospiro, la sensazione che circondava il mio pene è stata confermata. Era deflorata e io sono stato il primo ad entrare nelle profondità della sua stretta e calda caverna del piacere.

Si sedette in silenzio per un momento, poi iniziò a fare piccoli movimenti circolari con il bacino.

Il suo viso assunse un'espressione lussuriosa.

Con le sue mani trovò il mio petto e vi si appoggiò. I suoi movimenti divennero sempre più veloci. Ho allungato le mani e le ho afferrato entrambi i seni, che ho subito iniziato a massaggiare. I suoi gemiti divennero più forti e incontrollati mentre usava una mano per stimolare il clitoride. Questo non sarebbe stato necessario dato che era sulla buona strada per raggiungere l'orgasmo.

Spinse il seno con i suoi capezzoli duri verso di me inarcando la schiena e gettando indietro la testa.

"Sto arrivando! Sto arrivando!" gemette forte al soffitto. Ho sentito le contrazioni delle sue pareti vaginali che circondavano il mio cazzo duro.

Ha sperimentato il suo primo orgasmo vaginale davvero scossa.

Ho aspettato un po' finché il suo respiro non si fosse calmato di nuovo. Poi l'ho afferrata per la vita e l'ho sollevata, gettandola sulla schiena sul letto.

Ora mi sdraiai su di lei e la guardai appassionatamente negli occhi.

Ho spinto il mio cazzo duro in profondità nella sua vagina. Spinse il bacino verso di me. Ho cominciato a scoparla con spinte calme. È stato semplicemente fantastico!

"Sto arrivando!" gemevo senza fiato. Non appena l'ho detto, il mio sperma è schizzato nella sua figa calda e stretta. I suoi movimenti rallentarono, lasciò che il suo giovane busto penzolasse liberamente e mi sorrise.

Giacevamo esausti e madidi di sudore. Mi accarezzò amorevolmente la schiena con le mani.

"Allora, mia bella cugina?" chiesi, sonoramente esausto. "Come ti piace la vita dopo la tua verginità?"

"Penso," rispose, ancora senza fiato, "avrò bisogno di questo tre volte al giorno d'ora in poi!"

Ho preso dei fazzoletti, ho tirato fuori la mia ragazza dalla sua figa e ho asciugato le nostre parti intime. Allo stesso tempo, iniziò di nuovo a fare i movimenti circolari e eccitati con i fianchi.

"Vuoi un bouquet finale?" le ho chiesto sorridendo.

"Sì, per favore, penso che potrei scopare tutto il tempo!"

"Va bene", ho risposto. "Ma questa volta devi fare a meno del mio cazzo, ha bisogno di una pausa."

Ho iniziato ad accarezzarle i seni. Mi sono seduto a cavalcioni sulle sue cosce e ho potuto osservare il suo corpo giovane e provocatorio dall'alto. Teneramente ma con fermezza le massaggiai le palle di gioia. Chiuse gli occhi e si godette le mie carezze. Ho suonato sulle sue zone erogene come uno strumento. Il suo respiro mi diceva dove le piaceva di più.

Ho deliberatamente omesso la sua vagina. L'ho lasciata agitare un po'.

Ancora e ancora mi chinavo su di lei e le leccavo il collo, il seno e lo stomaco. I suoi movimenti divennero più intensi. Mi sdraio su un fianco accanto a lei. Con una mano cercai le sue labbra. Ha allungato la sua figa arrapata e io le ho accarezzato la vulva con il dito medio. Un profondo sospiro fu la sua risposta.

Le sue gambe si allargarono come da sole. Ho tirato su il dito medio attraverso il divario e ho sentito la sua calda umidità. L'ho messo con cura lentamente nella sua vagina e con un contraccolpo del suo corpo ha confermato la correttezza di questo atto.

Girai in cerchio nella sua calda e morbida caverna e sentii i suoi muscoli contrarsi. Allo stesso tempo, con movimenti attenti, ho premuto il palmo della mano sul clitoride. Dimenò il suo corpo, il che mi disse che non sarebbe passato molto tempo prima che fosse di nuovo pronta. Con un rapido movimento, mi sono sdraiato tra le sue gambe senza tirare fuori il dito dalla sua figa. Con la lingua cominciai a leccare il suo clitoride, che si allungava verso di me nella sua massima grandezza. Lo succhiai tra le labbra e lo mordicchiai delicatamente mentre la mia lingua svolazzava sulla sua punta. Ho lottato per tenere il passo con i suoi movimenti incontrollati, ma ho fatto del mio meglio infilando le spalle sotto le sue gambe per un po' di stabilità.

I suoi gemiti si intensificarono in uno squittio e uno strillo mentre il climax le attraversava il corpo. Era sdraiata sul mio letto, contorcendosi e sul punto di svenire. I suoi occhi erano bagnati di lacrime e c'era un'espressione di felicità e soddisfazione sul suo viso.

" Ohhh Toby, è così fantastico," gemette, quasi ansimando. "Non ho mai provato niente di così bello in tutta la mia vita!"

Lentamente tirai fuori il dito dalla sua caverna calda e feci scorrere la lingua ancora un paio di volte per tutta la lunghezza della sua figa. Il suo corpo rispose con un brivido eccitato. Con un piacevole sorso, lascio che il suo succo d'amore mi scenda in gola e si sdraii su di lei per il lungo. Ci siamo baciati esausti e io mi sono rotolata su un fianco. Ci siamo sdraiati a braccetto e ci siamo coccolati con gusto fino a quando non ci siamo stancati e ci siamo addormentati felici e soddisfatti.

Questo è stato l'inizio di una lunga e appassionata relazione!

2

Esplorazioni notturne!

Mi chiamo Fabiano. Sono cresciuto in un paesino appena fuori dalla capitale bavarese.

Ho iniziato a interessarmi al genere femminile in tenera età. Sono stato particolarmente colpito dai seni grandi. Non posso dire perché ho finito per diventare un feticista del seno assoluto nel corso degli anni. Forse era perché i nostri due vicini avevano seni grandi, anche enormi. La mia crescente passione per il seno è iniziata molto presto.

A metà agosto abbiamo ricevuto la visita di mio zio, mia zia e mia cugina Marie. A causa della mancanza di spazio, nella mia camera è stato posizionato un lettino. Mentre stavo ancora pensando a chi avrebbe dovuto dormire lì, mio padre mi ha spiegato che questo dovrebbe essere il mio posto letto per i prossimi giorni.

Grande! Mi è stato permesso di lasciare il mio letto ed ero piuttosto sconvolto dal fatto che avrei dovuto rinunciare alla mia privacy. Ma c'era anche qualcosa di buono nell'intera faccenda.

Mio padre ordinò a mia cugina Marie di dormire nel mio letto, perché non c'era altro posto dove dormire. Questo significava per me che probabilmente ci sarebbero state alcune opportunità di vedere il seno di mio cugino.

Non dovrebbero essere solo pochi sguardi!

La prima notte in assoluto mi sono svegliato perché avevo urgente bisogno di andare in bagno. Quando sono tornata dalla pipì, ho notato che Marie le aveva tolto le coperte mentre dormiva.

Era sdraiata sulla schiena.

I primi tre bottoni del suo pigiama leggermente datato erano slacciati e il suo seno destro era completamente esposto.

Che vista!

Mi inginocchiai davanti al suo letto e la guardai nel bagliore della lampada da comodino. "Dio mio, toccalo solo una volta", ho pensato.

Quello sarebbe stato il mio sogno. Tuttavia, non ho osato. Ho provato a coprirla di nuovo adeguatamente. Ma poiché era parzialmente sdraiata sulle coperte, ho dovuto spostarla avanti e indietro più volte. Ho tirato la sua coperta con tutte le mie forze fino a quando l'ho finalmente tenuta tra le mani. L'ultima scossa fu così forte che Marie rotolò su un fianco. L'ho presa per una spalla e l'ho fatta rotolare di nuovo sulla schiena. Ora sono diventato un po' sospettoso.

Mio cugino dormiva ancora profondamente !

Qualsiasi altra persona si sarebbe svegliata molto tempo fa con questi movimenti.

Poi mi è venuto in mente un pensiero.

Se non si fosse ancora svegliata, non avrebbe saputo se l'avessi toccata!

Ho raccolto tutto il mio coraggio e le ho sbottonato completamente il top del pigiama. Là giacevano davanti a me in tutta la loro gloria, i seni più belli del mondo. Ho messo la mia mano destra sul suo seno sinistro e ho cominciato ad accarezzarla molto dolcemente.

Il mio pene si è irrigidito.

Quando non riuscivo a rilevare una reazione da Marie, ho osato continuare. Ora ho anche messo la mia mano sinistra sull'altro seno. La sua pelle era morbida come una pesca. I suoi seni erano morbidi e sodi allo stesso tempo. Ho accarezzato delicatamente entrambi i seni con movimenti circolari, scivolando sui suoi capezzoli ancora e ancora. Aprì la bocca e cominciò a gemere piano.

Mi fermai per un momento, temendo che dopo tutto si svegliasse. Ma lei continuava a dormire. Il mio cuore batteva all'impazzata.

"Fanculo", ho pensato. "Ora, se si sveglia, dirò solo che volevo solo infilarla dentro."

Il mio cazzo ora era duro come una roccia e pulsava al ritmo del mio battito. La mia presa si strinse un po'. Con una leggera pressione ho impastato le sue enormi tette. La strinsi in modo che i suoi capezzoli venissero un po' verso di me.

Poi non riuscivo più a controllarmi!

Ho piegato la testa verso di lei e ho preso uno dei suoi capezzoli in bocca. Quando ho iniziato a fare movimenti rapidi e circolari attorno al suo capezzolo con la mia lingua, l'ho sentito gradualmente eretto e irrigidirsi.

Mio cugino gemeva sempre più forte!

Mi è venuta una sensazione incredibilmente eccitante.

Le palle calde e morbide nelle mani di Marie mi hanno fatto contrarre il pene. Mentre ora le succhiavo alternativamente i capezzoli, le massaggiavo i seni con una forte pressione. I suoi capezzoli continuavano a diventare più grandi e più duri. Ogni tanto succhiavo un capezzolo nella mia cavità orale e poi lo lasciavo uscire dalla bocca con uno schiocco.

Quindi ho lavorato sul suo seno per quasi un quarto d'ora. Improvvisamente ho notato che aveva iniziato a ruotare lentamente i fianchi. Inoltre, ha scavato la schiena per allungare ulteriormente le sue tette.

"È possibile reagire così quando dormi?" ho pensato, stupito. Forse nel frattempo si era svegliata e aveva fatto finta di dormire solo per poter continuare a divertirsi.

Solo quel pensiero mi ha fatto venire voglia di smettere. Le ho abbottonato la parte superiore e le ho drappeggiato sopra il piumino. Dopo di che sono scivolato nel mio letto e ho iniziato subito a masturbarmi finché dopo pochi minuti stavo spruzzando abbondanti quantità del mio sperma caldo in alcuni tessuti. Dopodiché mi addormentai soddisfatto e con un'espressione beata sul viso.

La mattina dopo Marie mi ha svegliato con un dolce bacio sulla mia fronte.

"Buongiorno Fabian. Hai dormito bene?" lei chiese.

"Si Molto bene!" Ho risposto. "Voi?"

"Ho fatto dei sogni davvero fantastici", ha risposto con un certo sorriso stampato in faccia.

"Cosa hai sognato?" Volevo sapere.

"Hmm", ha risposto. "Penso che tu sia troppo giovane per quello.

Comunque, non facevo un sogno così piacevole da molto tempo!"

Mi sono reso conto che in qualche modo doveva essere consapevole delle mie attività, anche se solo inconsciamente.

"Aspetta", pensavo tra me e me, "sognerai così piacevolmente ogni notte!"

E così è arrivata la seconda notte.

Temendo di non svegliarmi da solo, ho bevuto altri due bicchieri alti di limonata appena prima di andare a letto. Circa tre ore dopo mi sono svegliato con la pressione di un animale sulla vescica. Accesi la lampada da comodino e guardai mio cugino. Era di nuovo sulla schiena.

Sono andato rapidamente in bagno. Quando sono tornato non potevo credere ai miei occhi. Marie era ancora sdraiata sulla schiena, ma la sua coperta era stata spinta fino alle ginocchia. Tutti i bottoni sulla parte superiore del suo pigiama erano slacciati.

"È comodo," ho pensato, sorridendo.

Ho dovuto solo smontare il mio pigiama. Eccoli di nuovo davanti a me, questi due seni super caldi . Anche i suoi capezzoli si erano già svegliati e sporgevano grossi e duri dal suo corpo.

Poggio delicatamente le mie mani sulle sue palle morbide di nuovo. Come la sera prima, ho cominciato ad accarezzarle i seni con ogni trucco del libro. Le ho coperto i capezzoli con una serie di baci, impastando e massaggiando costantemente la sua carne. Molto prima rispetto alla sera prima, Marie ha ricominciato a fare movimenti circolari con i fianchi. Ha anche spinto di nuovo il petto verso di me. Il mio pene adesso era grande e duro, ma non osavo includerlo in questo gioco erotico. Spinta dai suoi movimenti e dai suoi gemiti, che ora si facevano più intensi, le succhio i seni sempre più forte. Alcune volte le ho letteralmente succhiato i capezzoli. Ha pronunciato urla brevi, ma abbastanza silenziose.

"Mio Dio", ho pensato, "è fantastico. Spero che non si svegli." Ma i miei timori erano infondati, i suoi gemiti crescevano sempre più forti, ma teneva gli occhi chiusi.

Improvvisamente ha spostato il braccio sinistro!

I suoi seni ancora saldamente nelle mie mani, ho rilasciato la mia bocca dai suoi capezzoli. Ho visto la sua mano muoversi lentamente verso i pantaloni del pigiama.

"Che cosa sta combinando?" mi sono chiesto pensieroso.

La sua mano è scomparsa sotto la cintura dei suoi pantaloni!

Lei allargò lentamente le gambe. Potevo vedere chiaramente come faceva scorrere le dita sulla sua vagina. Dato che i suoi occhi erano ancora chiusi, pensai che in quel momento avrebbe sognato di nuovo.

Le mie labbra circondarono di nuovo i suoi capezzoli, che succhiai e succhiai di nuovo vigorosamente. I movimenti circolari dei suoi fianchi ora si sono trasformati in potenti movimenti su e giù. Si strofinò selvaggiamente la mano sulla figa. Dopo un po', ho notato che mia sorella ha iniziato a tremare e tremare leggermente su tutto il corpo.

"Dovrei aumentare ancora di più il mio impastare e succhiare?" Ho considerato. Non volendo esagerare però, l'ho lasciato così, continuando ad accarezzarle i seni come avevo sempre fatto.

Dopo altri dieci minuti, tutto il suo corpo si irrigidì. La sua mano ruotò molto velocemente sulla sua vagina. Un lungo gemito le sfuggì dalla gola. Dopodiché, il suo corpo è diventato floscio e la sua mano è scivolata fuori dai pantaloni.

Era raggiante su tutto il viso con gli occhi chiusi.

"Dev'essere stato un orgasmo", pensai. Ho baciato i suoi boccioli un'ultima volta e li ho infilati di nuovo dentro. Soddisfatto, mi sono sdraiato sul letto, ho lavorato furiosamente il mio cazzo e ho spento la luce dopo essere venuto tremendamente.

Mi sono addormentato felice con me stesso.

La mattina dopo, Marie mi ha svegliato di nuovo con un bacio gentile. Ma questa volta sulla mia guancia.

"Beh, dormigliona," mi ha chiesto. "Hai dormito bene di nuovo?"

"Sì, buono come la sera prima," le risposi.

"E tu? Hai sognato di nuovo qualcosa di carino?"

"Oh sì, ho fatto un sogno meraviglioso, davvero fantastico. Se solo avessi sogni così meravigliosi ogni notte!"

"Forse è la mia presenza!" ho osservato. Lei sorrise, alzando le sopracciglia e dicendo semplicemente: "Chi lo sa?"

La notte dopo mi sono svegliato, non perché dovessi fare di nuovo pipì, ma perché sentivo strani rumori. Ho lasciato le luci spente perché la notte era limpida e la luna splendeva attraverso la finestra. Potevo vagamente vedere il piumone di mia cugina salire e scendere all'altezza della sua vagina. "Oltraggioso!" Ho pensato , non può iniziare senza di me! Dal momento che non sapevo se questa volta poteva essere sveglia, l'ho semplicemente chiamata a bassa voce.

"Maria?" Non c'era risposta. La chiamai di nuovo dolcemente. "Marie? Sei sveglia?"

Ancora una volta non ci fu risposta, solo i movimenti sotto la sua coperta divennero un po' più violenti. Dopodiché, mi sono avventurato ad accendere la mia lampada da comodino. Alla luce diffusa della fioca lampadina la vedevo sdraiata nel suo letto. Aveva la testa inclinata all'indietro, la bocca leggermente aperta, da cui sfuggivano sospiri dolci.

"Ora veniamo al punto", ho pensato. Scesi velocemente dal mio letto e mi avvicinai al suo letto. Si era tirata le coperte fino al mento. Lentamente li ho scoperti. Dopo i primi centimetri, mi mancava qualcosa. Dov'era perché il colletto del suo pigiama? O forse indossava una camicia da notte stasera? Sarebbe stato abbastanza stupido! Ma dopo aver tirato giù le coperte ancora di più, sono rimasto piuttosto stupito ma felice di vedere che era completamente nuda nel suo letto.

" Oohhh , è fantastico!" Ho pensato.

All'inizio guardavo tutto con calma. Sebbene avessi visto una vagina alcune volte su varie riviste, non l'avevo mai vista di persona. Marie aveva una bella figa. Le sue labbra erano di medie dimensioni, rosa tenue, e i suoi peli pubici disegnavano un piccolo triangolo su di esse. E poi c'era questo piccolo bernoccolo. Sembrava quasi che indossasse un cappellino. Continuava ad accarezzare questo nodulo con le dita aperte. Con ogni movimento verso l'alto della sua mano, il suo clitoride appariva brevemente tra le sue dita. Avrei preferito continuare con la mano.

Tuttavia, al momento ero più interessato ai suoi seni. Quella notte respirò così forte che il suo petto si sollevava bruscamente ad ogni inspirazione e si abbassava di nuovo ad ogni espirazione. Come avevo fatto le due notti precedenti, ho cominciato ad accarezzarle dolcemente i seni.

Marie avvolse le braccia vicino al suo corpo e spinse leggermente le spalle in avanti. Questo le strinse un po' i seni e diede loro ancora più volume del solito. Ho interpretato questo segno come una richiesta di presa più forte. Mi sono messo un capezzolo in bocca e ho succhiato. Poi ho spremuto e impastato le sue enormi tette ancora più forte del solito. Potevo vedere chiaramente dalla sua espressione facciale e dai suoi gemiti che sembrava che le piacesse molto.

Dopo circa quindici minuti di intenso trattamento del seno, ha raggiunto il suo culmine. Dopo che il tremore e il tremore si erano calmati, ho dato un'altra occhiata da vicino alla sua figa. La vista della sua tenera vagina mi ha eccitato così tanto che non ho potuto fare a meno di mandarle un bacio sulle labbra.

Questo ha suscitato in lei un altro gemito. L'odore della sua figa è stata un'esperienza completamente nuova per me. Non saprei descrivere l'odore, ma quando ho annusato la nuvola di profumo dalla sua fica, mi sono quasi innaffiato.

Poiché ora volevo accontentarmi, l'ho coperta di nuovo, ma questa volta le ho dato un bacio gentile sulla bocca, che poi si è aperta leggermente. La sua lingua è uscita e si è leccata le labbra. A quel punto non ho capito questo segno. Mi sono sdraiato sul letto e ho lavorato con il mio bastone.

Sono stato svegliato di nuovo la mattina con un bacio gentile. Ma questa volta sulla mia bocca. Quando ho aperto gli occhi, il suo viso era molto vicino al mio.

Mi sorrise con i suoi grandi occhi marroni.

"Allora, Fabiano?" chiese con un sorriso. "Come ci sentiamo?"

"Grande!" Ho risposto. "Fammi indovinare: hai fatto un grande sogno stanotte, vero?"

"Sì, è vero. Forse dopotutto ha qualcosa a che fare con la tua presenza. Sai che mi piaci molto. Quando sei intorno a me di notte, mi fa sentire meglio", ha risposto.

Per tutto il giorno ho pensato se avrei dovuto osare di andare oltre la notte successiva. Ho deciso di prenderlo e agire in base alle loro reazioni.

3

***

La notte con mio cugino!

Tutta la famiglia voleva andare in vacanza in Austria.

I miei genitori e mio zio hanno affittato una piccola casa per le vacanze sul lago Wolfgang. Dato che mio padre e mio zio sono stati inaspettatamente bloccati per qualche giorno in più, sono andato in macchina con mio cugino più giovane David. I nostri genitori volevano seguirci tra qualche giorno.

Abbiamo trovato la casa in buone condizioni, come concordato, c'era un'auto più vecchia nel garage.

Il terzo giorno entrambi volevamo fare un piccolo tour. Il tempo era un po' freddo e il cielo era coperto. Abbiamo iniziato subito dopo colazione. Abbiamo guidato attraverso diverse valli, piccoli villaggi, abbiamo pranzato lì e poi siamo tornati a casa.

Sebbene David non avesse ancora la patente, era davvero bravo a leggere la mappa e ci ha riportato indietro lungo bei sentieri.

A un incrocio ho notato che si accendeva una luce rossa e da sotto il cofano usciva del vapore bianco. Ho spento subito il motore. Dopo essere usciti, abbiamo notato che l'acqua di raffreddamento perdeva.

Non potremmo andare avanti così!

Abbiamo aspettato a lungo, ma non è passato nessuno. Così abbiamo deciso di raggiungere a piedi la città successiva. Dopo una passeggiata di più di un'ora abbiamo raggiunto un piccolo luogo dove c'era una sorprendente quantità di vita. Doveva esserci una festa quella sera.

Siamo andati all'unico hotel e abbiamo descritto il nostro problema. Ci è stato detto che qualcuno in paese aveva un'officina e avrebbe potuto riparare l'auto, probabilmente domani, dopo il festival.

Abbiamo chiesto una stanza libera. La donna alla reception ha sfogliato a lungo un libro e ha detto che era rimasta solo una stanzetta con un letto stretto, questo è tutto ciò che poteva offrirci.

Volevamo dare un'occhiata alla stanza in anticipo, anche se non avevamo alcuna possibilità di trovare un'alternativa.

Ci portò di sopra, c'era una stanzetta con un lavandino, acqua fredda corrente e un letto stretto, forse solo un metro. Il gabinetto era due piani più in basso. Tutto era pulito e ha fatto un'impressione molto amichevole. Abbiamo preso la stanza e siamo andati al laboratorio. Siamo stati anche in grado di descrivergli il problema e spiegare dov'era l'auto. Gli abbiamo dato la chiave. Voleva ritirarlo molto presto domani e poi ripararlo , dovrebbe essere pronto verso mezzogiorno.

Nel frattempo si era fatto buio e tornammo in camera. Dal momento che non avevamo nulla con noi, non abbiamo dovuto disfare molto. Sempre più persone si stavano radunando nella piazza sottostante. Il vino veniva versato e odorava di cibo. Poiché anche noi avevamo fame, ci mescolavamo alla gente, mangiavamo qualcosa e bevevamo vino rosso.

Intorno alle 23 eravamo stanchi e abbiamo deciso di andare nella nostra camera. Sono andato al bagno al piano di sotto. Quando tornai nella stanza, David era già a letto e doveva essersi addormentato. Qualche bicchiere di vino rosso doveva essere stato troppo per lui. Ma stavo già notando gli effetti dell'alcol.

Mi sono tolto il maglione, ho aperto i jeans e sono scivolato fuori. Poi mi sono sfilato i collant, mi sono seduto sul bordo del letto e li ho tolti completamente. Mi sono allungato sulla schiena e ho slacciato il reggiseno, ora ero solo in piedi nella stanza con il mio perizoma bianco.

David sembrava profondamente addormentato, quindi mi sono anche tolto le mutandine e ho iniziato a lavarmi.

Sapone, un asciugamano e due asciugamani giacevano nel piccolo lavandino contro il muro. Ero piuttosto sudato, quindi mi sono lavato il più accuratamente possibile nel piccolo lavandino. Ho pensato di lavare il mio perizoma e di andare a letto completamente nudo. O indossare la biancheria intima sudata per dormire?

Ho deciso di lavare le mutandine. Aveva già un odore di sudore e un po' aspro. Domani mi sentirei meglio se potessi indossare un perizoma appena lavato.

Ho lavato le mutandine e le ho appese. Non aveva molto tessuto, era sicuro che si asciugasse in fretta. In qualche modo non volevo sdraiarmi completamente nuda nello stretto letto accanto al mio giovane cugino. Così ho rimesso i miei collant di nylon e mi sono infilato sotto le coperte.

David si era diffuso un bel po'.

Mi era rimasto solo un pezzettino, quindi ho messo le mani sullo stomaco per non avere troppo contatto con David. Ho sentito il tessuto un po' ruvido dei collant e mi sono strofinato leggermente lo stomaco, poi sono andato un po' più in profondità con la mano, ho sentito i primi peli attraverso il tessuto. Poi ho cercato la mia colonna e ho potuto sentire il calore e l'umidità attraverso i collant.

Se fosse il vino, la vicinanza a mio cugino, non ricordo, ma all'improvviso ero incredibilmente emozionato e volevo accontentarmi. Alzai lentamente la mano e poi scivolai sotto i collant, attraverso lo stomaco, fino all'attaccatura dei capelli e più in basso. Ho messo l'indice e l'anulare sulle labbra, il medio sul clitoride e piano piano ho iniziato a strofinarlo, con attenzione, senza fare molti movimenti, non volevo svegliare David, anche se il suo respiro forte sembrava che fosse dentro un sonno profondo. Mi accarezzai il petto con la mano sinistra e lentamente mi avviai.

Non mi rendevo conto di cosa stesse succedendo intorno a me.

Improvvisamente ho sentito la mano di David!

Congelato, ho smesso di accarezzarmi. Ma la sua mano si è appena appoggiata sulla mia pancia piatta. Mi ha eccitato ancora di più!

Rotolò su un fianco e agitò la mano.

Non ero sicuro se David fosse addormentato o sveglio, né volevo dire nulla. Ho continuato ad accarezzarmi e ho sentito la sua mano sulla mia mano attraverso il materiale sottile del collant.

Fortemente eccitato, sono diventato più coraggioso e mi sono accarezzato come facevo sempre da solo nel mio letto: tutta la mia mano andava su e giù e ho premuto il dito medio sempre più in profondità nella mia colonna bagnata.

Alla fine arrivò il mio orgasmo e dovetti gemere piano.

Ho solo lasciato riposare la mia mano dov'erano. David mi ha tolto la mano. A giudicare dal suono, si è tirato giù le mutande e apparentemente ha iniziato a masturbarsi.

Quindi non stava dormendo e mi ha beccato a masturbarmi. Ancora nessuna parola era stata scambiata tra noi. Ho acceso la luce, tirato indietro le coperte ed era proprio come pensavo sarebbe stato!

David si era tirato giù le mutande e si stava masturbando.

Con movimenti fermi e rapidi spinse il prepuzio su e giù e mi guardò. Non avevo mai visto un uomo masturbarsi prima, quindi ero particolarmente affascinato. Non sembrava infastidirlo, ha continuato ad andare avanti. I suoi movimenti divennero sempre più veloci. Poi si fermò e schizzò fuori il suo sperma. Sfrecciò verso il suo stomaco con un arco acuto.

"Sdraiati, ti prendo un fazzoletto", sussurrai piano.

Mi sono alzato, sono andato alla mia borsa, ho tirato fuori un ritmo e glielo ho dato. Mi sono seduto sul bordo del letto mentre si asciugava la sborra.

"Indossi sempre i collant quando lo fai?" chiese incuriosito.

"No, solo oggi, ma è fantastico grazie al tessuto."

Ho spento la luce e ci siamo coperti di nuovo.

"Quante volte lo fai davvero?" lui mi ha chiesto.

"Beh, quasi tutti i giorni."

"Posso guardarti la prossima volta?" sussurrò, balbettando.

"Una buona idea, se posso guardare anche te."

"Mi piacerebbe, questo mi ha davvero eccitato", ha risposto David.

"Va bene, allora facciamo così, ma ora andiamo a dormire."

4

———

Il cugino arrapato!

Accidenti, ero eccitato!

Lì mi sdraiavo nudo nel mio letto e mi accarezzavo le labbra bagnate con il dito medio. I miei genitori erano andati a un funerale e sono rimasti con mia zia per tre giorni. A casa avevo il mio dildo, che non avevo osato portare con me. Già due giorni senza il mio amico di gomma.

Ero eccitato e insoddisfatto. Merda!

Mi sentivo come se questo fosse il periodo peggiore della mia vita. Due giorni possono essere così lunghi.

Dannazione, ero eccitata!

Nella mia mente, ho esaminato tutti gli attori dall'aspetto sexy e mi sono masturbato più forte che potevo. Ma le mie dita non riuscivano a trovare la redenzione.

Dannazione! Dannazione!

Avevo bisogno di un cazzo in carne e ossa! Inoltre, una lingua agile che mi vizierebbe sarebbe fantastico!

Mi vennero in mente i pensieri più strani. Mi sono ricordato di Noah che mi ero scopato una volta. C'era anche Marcel, che mi aveva preso da dietro al lago.

"Rimettiti in sesto ", mi rimproverai. "Non sei una di quelle puttane ninfomani!"

Ma non è servito!

Più scherzavo con le dita, più diventavo arrabbiato e frustrato. Stava piangendo!

Mi sono alzato arrabbiato e ho guardato nello specchio a parete.

Anna, 18 anni, nuda, in ottima forma, con una figura snella e atletica. Avevo gambe belle e snelle, una vita stretta e due seni a forma di mela, che significano "una manciata".

Insomma una gioia per gli occhi! Ma nessuno lì per scoparmi!

Dannazione! Dannazione!

Cosa dovrei fare?

Qualcosa che ti distragga. Forse un po' di TV? Non mi era rimasto molto altro la sera tardi.

Ho indossato una vestaglia sottile sul mio corpo nudo e ho aperto la porta in silenzio. Un veloce sit up: tutto tranquillo. Tutto? No, qualcosa scricchiolò da qualche parte.

Forse un ladro?

Mi venne un brivido. Involontariamente ho stretto la vestaglia intorno a me. Ho mosso la testa e ho ascoltato. Il cigolio non proveniva dal piano di sotto, proveniva da una delle stanze vicine. Mi intrufolai silenziosamente davanti alla camera di mia zia: niente!

Bagno: niente!

mia cugina Florina : oops!

Ho messo l'orecchio alla porta. Ora ho sentito il cigolio e qualcos'altro: un gemito basso.

Ho fatto due più due: il mio "piccolo" cugino era ovviamente nel bel mezzo della masturbazione.

All'improvviso fui sopraffatto da una curiosità indescrivibile.

Mio cugino Florian!

Un ragazzo magro e poco appariscente! Sicuramente aveva anche un cazzo noioso e magro da abbinare al suo corpo.

Cosa stavo pensando di nuovo?

Ma non riuscivo a liberarmi dell'immagine nella mia testa. Che aspetto aveva quando si masturbava? Come è stato costruito?

Il piccolo strattone diabolico iniziò nel mio addome. Si è diffuso su tutto il mio corpo e quando ha raggiunto la mia testa è andato 'bang!' e il mio cervello ha ceduto. Il fusibile è saltato senza preavviso! Inclinazione! Troppo pieno!

Abbassai silenziosamente la maniglia della porta e aprii con cautela la porta di una fessura. Lì mio cugino giaceva nudo sulla schiena nel bagliore della lampada sul comodino mentre la sua mano destra massaggiava il suo cazzo lungo e grosso a un ritmo folle.

A causa del cazzo sottile! Un pene davvero magnifico che era!

La sua testa era inclinata nella mia direzione, ma fortunatamente non mi ha visto. Non poteva vedermi perché i suoi occhi erano sull'elsa della sua mano. L'ho riconosciuto come una rivista porno molto consumata intitolata "Il culo di mio cugino!"

Che cos 'era questo?

Stavo per sbattere la porta con rabbia quando i miei occhi caddero di nuovo sul suo cazzo. È stato davvero un bell'esempio! Lungo e spesso! Una vera donna spoiler!

C'era una gemma del genere a pochi metri di distanza e l'ho strofinata via con difficoltà e insoddisfatto? In compenso sto parlando di mio cugino!

Il mio fastidioso cuginetto, di cui dovevo sempre prendermi cura anche da ragazza e che mi dava sui nervi con i suoi continui interrogatori.

E perché diavolo sta leggendo storie di cugini nudi?

Ho notato che i miei capezzoli si alzano. Accidenti, la mia figa si stava bagnando di nuovo.

Una coda di carne e sangue ea pochi metri da me!

La mia mano sinistra scivolò sotto la vestaglia e accarezzò delicatamente le mie labbra bagnate.

Il risultato è stato come previsto: il mio clitoride era curioso, duro ed eretto! Il resto della mia figa era così bagnato e scivoloso che le mie dita scivolavano dentro con facilità.

Non potevo fare a meno di gemere.

In quel momento Florian mi notò e mi guardò sorpreso. Potevo immaginare esattamente cosa stesse succedendo nella sua mente adesso. C'era sua cugina in piedi sulla porta aperta che guardava il suo cazzo e una mano sotto la vestaglia. Non c'era bisogno di essere un chiaroveggente per indovinare cosa stesse facendo quella mano lì.

Aveva smesso di masturbarsi.

Solo ora ho notato che la mia vestaglia era aperta così ampia che mio fratello poteva facilmente vedere il mio seno sinistro in tutto il suo splendore e splendore.

Abbiamo senza dubbio presentato un'immagine molto eccitante!

" Io, ... uhhh , sì, ...io...", balbettai e sarei dovuto sparire. Ma seppi subito che Florian, che poteva essere molto dispettoso, a un certo punto avrebbe raccontato a mia zia questa situazione. E non volevo nemmeno immaginare cosa avrebbe significato.

dovevo tranquillizzarlo!

Così ho aperto la porta, sono entrata nella sua stanza e l'ho chiusa a chiave in silenzio.

"Florian, ascolta," cominciai, ma tacqui subito quando notai i suoi sguardi. La mia vestaglia si era ora completamente aperta a causa del mio comportamento audace. Ha ispezionato il mio seno con curiosità, solo per poi essere catturato dal triangolo dei miei peli pubici.

"Wow, sei fantastica!" disse piano.

Pensavo che un cavallo mi avrebbe preso a calci! "Che cosa hai appena detto?"

"Ho detto che stai benissimo. Non ti avrei creduto, sorellina."

Chiusi saldamente l'accappatoio e mi sedetti sul suo letto, lottando per non continuare a fissare il suo cazzo.

"Ascolta, Florian," ricominciai. "Non c'è modo che i nostri genitori sappiano che ti ho visto masturbarti, ok?"

"Non è necessario," rispose audacemente, "ma perché sussurri?"

Come era riuscito a sconvolgermi così in fretta?

"Perché...perché...perché sono imbarazzato."

"Quindi ti vergogni a fissare il cazzo di tuo cugino?"

"Non lo sto facendo affatto", dissi indignata, ma arrossii di rosso pomodoro.

"Chi ci crede!" ha inciso.

Ho dovuto leccarmi le labbra mentre guardavo il suo pene e lo scroto peloso.

"Se continui a fissare il mio cazzo, voglio vedere anche la tua dolce figa da vicino."

Avrei dovuto schiaffeggiare il ragazzo orribile, ma invece ho semplicemente respirato "Va bene".

Ora Florian sembrava completamente sorpreso, ma ha preso di nuovo il suo cazzo duro. Era uno spettacolo edificante vedere il piccolo glande rosso lucido che appariva tra i suoi pugni ancora e ancora.

Senza pensarci due volte, spiegai completamente la mia vestaglia e mi sedetti sul suo letto con le gambe divaricate.

Mi sono massaggiato il clitoride con la punta delle dita.

Per un po' ci siamo seduti in silenzio e ci siamo masturbati.

Quello che stavamo facendo qui era totalmente perverso, ma era anche estremamente eccitante.

Mi sono ricordato della rivista porno che aveva letto.

"Perché stai leggendo un tale osceno? Dove l'hai preso?" Ho chiesto.

"Da papà", ha risposto. "Gli ho rubato di nascosto il taccuino. Ne ha così tanti che probabilmente non se ne accorge nemmeno."

"Papà legge queste riviste?" chiesi sorpreso.

"Sì, sono davvero fantastici. Ci sono delle lumache bollenti lì dentro. Scopano... uhh ... scopano come un matto."

"E ti piace?"

"Mi piace decisamente quello che vedo di fronte a me in questo momento molto meglio delle immagini!"

Da chi ha preso questa impertinenza?

La mia curiosità ha avuto la meglio su di me. "Mostrami il taccuino!"

Florian mi porse l'elsa, perché non voleva lasciare andare il suo cazzo duro.

Ho sfogliato le pagine per un po' e non ne ho mai avuto abbastanza dei cazzi grossi e grossi degli uomini.

Di nuovo dovetti gemere involontariamente.

Mio cugino mi ha guardato in faccia.

"Sei piuttosto eccitata, Anna."

"Oh sì," risposi burbero, "come fai a saperlo?"

"Molto semplice: la tua faccia mostra delle macchie rosse, respiri poco e i tuoi capezzoli sono rigidi. Vuoi negarlo?"

"No, no..." concessi.

Ho gettato il libretto sul letto e ho dato un'occhiata più da vicino al suo cazzo. Dopo tutte le foto della rivista, ecco un vero esemplare in carne e ossa e molto gustoso da vedere.

"Posso toccarlo?" chiesi, schiarendomi la gola perché la mia voce era pesante.

"Certo," si offrì immediatamente. "Se sono con te anche io..."

"Fuori questione!" L'ho guardato con rabbia, ma mi sono calmato rapidamente. Lui aveva ragione!

Era giusto che potesse toccarmi e inoltre ero estremamente eccitato.

"Va bene," dissi in tono indulgente.

Florian lasciò andare il suo pene rigido e io misi la mano attorno al suo possente scettro. Pulsava caldo e forte nella mia mano. Ho mosso lentamente la mia mano su e giù.

Chiuse gli occhi e me lo lasciò fare. Questo mi ha reso più coraggioso. Ho usato l'altra mano e ho iniziato a grattargli le palle.

È stata una bella sensazione avere mio cugino in mio potere. Gemendo, si arrese a me. Il glande lucido ha catturato il mio interesse. Che sapore ha?

Mi sporsi in avanti e leccai con cura la punta del suo pene. Aveva un sapore delizioso! Sapevo che era sbagliato, ma ero troppo eccitato, così ho avvolto le mie labbra sul suo ampio tronco e ho sfrecciato la mia lingua sulla sua testa.

È stato fantastico!

Finalmente una coda fatta di carne e sangue, tutta sola per me!

Ho intensificato i miei sforzi. Alternativamente gli leccavo le palle e inalavo la sua pipa palpitante. Florian gemette forte!

Nella mia testa è iniziato un segnale di avvertimento rosso: se non ti fermi ora, il tuo cuginetto schizzerà il suo seme nella tua bocca golosa.

Così ho rallentato, cosa che all'inizio non voleva credere. Più e più volte alzò il bacino e spinse il suo cazzo nella mia bocca per significare che avrei dovuto finalmente finire il mio lavoro.

Ma non avevo intenzione di farlo!

Al contrario, ho lasciato andare il suo pene, mi sono alzato brevemente per gettare da parte la mia vestaglia e poi ho allargato le gambe.

"Vieni a leccare la mia figa bagnata! Puoi già farlo, giusto?"

E come potrebbe!

In pochissimo tempo si era accovacciato tra le mie cosce e aveva iniziato a leccarmi le labbra con la lingua.

Ed era bravo!

Dannazione bene anche!

Dove l'aveva imparato?

Sono partito come un treno espresso. La sua lingua ha danzato sul mio clitoride e le sue dita hanno cominciato a penetrare nella mia vagina. Sarebbe stato giunto il momento di chiudere la partita, ma il Rubicone era stato superato da tempo. Non c'era possibilità di tornare indietro!

Mi ha fatto andare avanti e mi sono data completamente a lui. Il mio corpo aveva urlato per il rilascio tutto il giorno e alla fine sembrava averlo ottenuto.

In pochi minuti ho scalato un picco per la prima volta. Ha schiaffeggiato mentre la sua lingua giocava tra le mie labbra. Il suo dito medio iniziò a cercare la mia rosetta e a giocherellare con il mio sfintere rugoso.

Dannazione, cos'era!

Questo moccioso ha avuto molto su di esso!

Spinse delicatamente la punta del dito nel mio buco rugoso mentre faceva scorrere la lingua sul mio clitoride.

L'orgasmo mi colse come un improvviso temporale. Non sentivo quasi l'aumento della mia eccitazione quando arrivavo veloce e forte come non succedeva da un po'.

" Ohjaaaa ," urlai, gemendo, " jaaaaaaaa ."

Ho sentito la sua mano sinistra sul mio seno, mi ha impastato i capezzoli con forza e forza, ma è esattamente quello di cui avevo bisogno in questo momento.

Ero al settimo cielo e lui ha fatto brillare il mio corpo. Questo è probabilmente l'unico modo per spiegare la mia prossima frase, perché mi sono sentito dire: "Dai, ficcami il cazzo dentro! Fottimi! Fottimi fino in fondo! Ne ho bisogno!"

Florian esitò solo brevemente. Non sarebbe stato un ragazzo se avesse ignorato questa offerta. Ero suo cugino maggiore e avrei dovuto trattenerlo. Invece, sono stato io a supplicarlo urgentemente.

Si è girato su di me e ha spinto il suo cazzo attraverso le mie labbra. Poi ha iniziato a scoparmi con spinte lente e profonde.

Era una sensazione divina!

Finalmente riempito di nuovo, finalmente un tubo caldo e pulsante nella mia figa e un forte stallone per giunta.

" Yaaaaaaaaaaa , fottimi forte," tutto quello che potevo fare era gemere.

Come potevo sapere che uno stronzo così dotato viveva in questa casa.

Gli ho stretto il culo e l'ho tirato più vicino a me. Come ringraziamento, mi ha pestato il cazzo fino alla cervice. Questo mi ha finito. Saltai di nuovo oltre la scogliera, mi lasciai trasportare da un secondo orgasmo e mi godei ciascuna delle sue profonde spinte.

"Oh dio, sì, è così meraviglioso scoparti," ansimò. "Avremmo dovuto farlo molto prima!"

"Non ce l'avremmo mai fatto", ho pensato, ma non sarebbe stato onesto o appropriato.

Con la precisione di un martello a vapore azionato da un computer, Florian ha colpito il suo membro nel mio buco volontario. Ansimando e ansimando, ricevetti le sue spinte. Volevo solo scopare carne, concentrato sul prossimo orgasmo.

"Oh, che meraviglia! Sto scopando mio cugino!" gemette. "Sto scopando mia cugina arrapata e la sto inondando di sperma ! Sì, sto pompando il mio sperma nel suo buco arrapato!"

"Sì, squirt... squirt..." sussultai, poi sentii Florian irrigidirsi, spingersi dentro di me e diffondere un calore incredibilmente piacevole. Sono tornato di nuovo e l'ho sentito rotolare via da me e mi ha preso tra le sue braccia.

Non ero ancora del tutto me stesso. Gli lascio stringere i miei seni, baciarmi la nuca e sussurrarmi:

"Sei la donna più sexy che abbia mai scopato!"

5

______

Montato mentre dorme!

"Ciao Emily. Dove vai?" chiese Ben mentre suo cugino gli correva freneticamente davanti.

"Shopping. Non lo stai facendo", ha risposto.

"Non ho tempo per quello", ha risposto.

"Come sempre," disse Emily rassegnata e uscì di casa. Sua madre aveva divorziato tre mesi prima e stava temporaneamente con sua sorella. Quindi Emily viveva attualmente con sua zia e suo zio. C'era anche Ben, suo cugino.

Ben si prendeva cura della sua attraente cugina e dovette sorridere alla sua risposta scontrosa, perché in realtà andavano molto d'accordo. Ha avuto l'impressione che anche lui la trovasse molto attraente sessualmente.

Emily poteva dirlo dal suo aspetto.

A volte, quando pensava di non essere osservato, lei lo notava che fissava i suoi seni. O quando era seduta sul divano con la sua minigonna, lui cercava di guardare tra le sue gambe e intravedere le sue mutandine.

Emily ora si stava divertendo a prendere in giro Ben. A volte, come per caso, si sporgeva in avanti per dargli un'occhiata alla sua scollatura. Quando era in minigonna, ha aperto casualmente le gambe in modo che potesse vedere le sue mutandine. Quando usciva dal bagno dopo la doccia, spesso indossava solo mutandine e reggiseno. Poi, quando ha incontrato Ben nel corridoio, ha capito che la stava spogliando con gli occhi. Le è piaciuto!

Mentre Emily andava a fare la spesa, Ben chiuse a chiave la porta d'ingresso e si avviò di proposito lungo il corridoio fino a una porta. Prima di aprirlo, si guardò intorno ancora una volta in tutte le direzioni.

La porta conduceva alla camera di suo cugino!

Entrò nella stanza e si diresse verso il cesto della biancheria. Alzò il coperchio e trovò subito quello che stava cercando.

Le mutandine di Emily! Lo prese in mano.

Con mano tremante se lo portò al naso e lo annusò. L'odore era sbalorditivo. Lasciò la sua stanza, mutandine in mano, e attraversò il corridoio fino alla sua stanza, che era direttamente dall'altra parte della strada. Lì si sdraiò sul suo letto.

Ben l'aveva fatto più spesso ultimamente.

Quando suo cugino non c'era, le prendeva le mutandine usate, le annusava e si masturbava. L'inguine delle sue mutandine odorava intensamente del suo succo di piacere e della pipì . Dato che Emily non indossava salvaslip, di solito si vedeva il muco secco della fica nell'inguine delle sue mutandine. Ben l'ha eccitato!

Ma doveva sempre assicurarsi di riportare le mutandine in tempo prima che lei potesse accorgersene.

Il suo cazzo era ancora duro come una roccia. Lo strattonò vigorosamente con una mano mentre si teneva le mutandine davanti al naso con l'altra mano. Poi ha raggiunto il suo culmine e ha spruzzato il suo sperma sullo stomaco.

Improvvisamente ha sentito un rumore nel corridoio!

"Merda, Emily è tornata," imprecò.

Gli era mancato di rimettere le sue mutandine nel cesto della biancheria inosservato. Ben sapeva che avrebbe fatto il bucato domani. Lo faceva ogni sabato.

Era sicuro che se queste mutandine fossero scomparse, l'avrebbe notato. Avrebbe dovuto provare a intrufolarsi nella sua stanza stanotte, quando lei si fosse addormentata, e a rimettere le mutandine nel cestino. Era rischioso, ma qualsiasi altra cosa sarebbe stata ancora più pericolosa. Probabilmente oggi avrebbe lasciato la sua stanza solo per un breve periodo per lavarsi e lavarsi i denti. Se avesse cercato di riportare indietro lo scivolone durante quel periodo, lei avrebbe potuto prenderlo.

Emily era stanca.

Si spogliò e guardò il suo corpo nudo allo specchio. Mentre si accarezzava i folti peli pubici castani, sentì una sensazione di formicolio nelle parti intime. Indossò una corta camicia da notte e si astenne dalle mutandine. Con questo caldo, sarebbe stato bello se il suo corpo avesse preso un po' d'aria fresca. Dopo essersi lavata i denti, è andata a letto.

Ben aspettò fino a poco dopo l'una del mattino.

"Ora dovrebbe dormire profondamente", pensò, prese le mutandine, lasciò la sua stanza e attraversò il corridoio.

Ascoltò alla porta. Tutto era calmo. Poi aprì con cautela la porta ed entrò furtivamente. Il cesto della biancheria era a destra del suo letto.

Decise di sdraiarsi sul pavimento e strisciare per la stanza a quattro zampe. Quello sarebbe il meno appariscente.

Arrivato al cesto della biancheria, sollevò il coperchio e gettò le mutandine. Stava per tornare indietro, ma ha rischiato di dare una sbirciatina al cugino addormentato.

Poiché di notte non abbassava le persiane della finestra, fuori c'era un po' di luce. Poteva vederla nella penombra. Era sdraiata sul fianco destro con le gambe piegate. La sua corta camicia da notte si era leggermente sollevata, esponendo quasi completamente il suo sedere.

Ben non poteva crederci!

Non indossava le mutandine. Non poteva farne a meno, come se per comando interiore fosse strisciato sul letto per guardarla.

Lì giaceva addormentata e sexy. Avrebbe voluto toccarla.

Ma era suo cugino!

Si accovacciò accanto al suo letto in modo da poter vedere dritto tra le sue gambe piegate e si avvicinò con la testa.

Le sue labbra erano a pochi centimetri di distanza. Pensò di poter sentire il suo profumo intimo.

Il suo pene è diventato duro come una roccia!

Con la mano destra si infilò nei pantaloni e gli massaggiò il cazzo. Posò la testa sul materasso e scivolò sempre più vicino al suo sedere.

La stava quasi toccando adesso.

Poteva davvero annusarla ora: la figa di Emily!

Ora ha gettato fuori bordo ogni cautela. Doveva toccarla.

Premette delicatamente il dito indice tremante sulle sue labbra. Poi aspettò per vedere se si sarebbe svegliata.

Non è successo niente.

Di nuovo fece scorrere le dita sulla sua vagina. Non si è mossa. Diventò più audace e ora iniziò ad accarezzarle le labbra.

Con molta delicatezza e attenzione mosse la punta del dito dall'alto verso il basso. La sua figa era calda e un po' viscida.

Ben tremava sempre di più per l'eccitazione. Non era mai stato così eccitato. Ha toccato la fica dei suoi sogni: la vagina di sua cugina!

La punta del suo indice aveva ormai raggiunto il suo clitoride e lo massaggiava delicatamente. Il suo dito medio scivolò sempre più facilmente attraverso la sua piccola fessura.

Ha prodotto umidità e calore!
Non ha più tirato il suo pene.
Qualsiasi tocco ora lo farebbe
esplodere. E non voleva ancora
venire. Voleva godersi il momento.

All'inizio Emily pensava di essere
in un sogno erotico, ma poi si è
accorta che qualcuno la stava
accarezzando tra le gambe.
È stato fantastico!
Tuttavia, era scioccata. Aprì gli
occhi e avrebbe dovuto urlare. Ma lei
no. In effetti, poteva essere solo Ben,
suo cugino. Se avesse gridato adesso
e radunato l'intera casa, il suo buon
rapporto con suo cugino sarebbe
stato probabilmente rovinato. Per
non parlare del grande imbarazzo
che avrebbe causato a sua madre, ma
anche a se stessa. Inoltre, quello che
stava facendo era bello.

Ha deciso di lasciargli fare un po' di più.

Non era ancora successo niente!

Ovviamente non sarebbe andata a letto con lui. Dopotutto, era suo cugino. Ma perché non dovrebbe divertirsi un po'. E sono sicuro che anche a lui è piaciuto, altrimenti non lavorerebbe così intensamente sul suo clitoride. Tuttavia, la loro posizione attuale non era così ideale. Era sdraiata su un fianco con le gambe piegate e Lukas ha dovuto infilare il dito nella sua vagina, che era incastrata tra le sue gambe, da dietro. Ha deciso di cambiare posizione in modo che Ben potesse avere un accesso più facile alla sua fica. Continuò a fingere di dormire, ma ora lentamente si rotolò sulla schiena. Il dito scomparve improvvisamente dalla sua fessura, cosa di cui si pentì. Si assicurò che la sua camicia da notte non scendesse sul triangolo pubico. La figa dovrebbe essere liberamente accessibile e visibile a lui, per quanto possibile nella semioscurità. Mentre si rotolava sulla schiena, piegò leggermente la gamba destra e la lasciò ribaltare di lato. Ora la sua figa era esposta e poteva essere lavorata.

Ben quasi svenne quando si mosse improvvisamente. Lui tirò rapidamente fuori il dito dalla sua figa e si sdraiò vicino al letto.

"È tutto finito adesso!" pensò. "Mi ha preso e sta per urlare!"

Ma non è successo niente.

Dopo un po' osò alzare la testa per guardarla. Adesso era sdraiata supina , con la gamba destra piegata. Ora poteva vedere il triangolo pubico e la sua figa in tutto il suo splendore. Ancora una volta non poteva farne a meno. Si avvicinò lentamente e le toccò la vagina con un dito.

Nessuna reazione!

È penetrato nella sua colonna. Era completamente bagnata. Le massaggiò di nuovo il clitoride. Ora ha aggiunto un secondo dito. Questo lo ha reso totalmente eccitato. Aveva completamente gettato in mare la sua cautela. Era convinto che fosse in un sonno così profondo che non si sarebbe svegliata. Le massaggiò il clitoride con il dito indice e le penetrò la vulva con il pollice. È stato molto facile!

Ben sentì il calore e l'umidità della sua vagina. L'odore del muco della sua fica salì nelle sue narici. Era fuori di testa e ora ha preso la lancetta dei secondi per aiutarlo. Con uno ha lavorato sul suo clitoride, con il dito medio dell'altra mano ha penetrato la sua vagina. I suoi movimenti divennero sempre più violenti e la sua vagina sempre più bagnata.

Emily pensava di aver alienato sua cugina cambiando posizione. Ma dopo un po' sentì di nuovo un dito sulla fica. Poi un secondo. Divenne sempre un esploratore. Ora è persino penetrato nel suo buco con un dito.

Emily era eccitata e dovette soffocare i suoi gemiti perché pensava che stesse dormendo.

Ad un certo punto ha dovuto smetterla. Era suo cugino e in realtà si erano già spinti troppo oltre. Ma è stato così fantastico. Così ha deciso di goderselo ancora un po' e di fermarlo un po' più tardi fingendo di svegliarsi. Ma dovrebbe avere abbastanza tempo per lasciare la stanza. Ora è entrato nella sua vagina con due dita.

È stato stupefacente!

Suo cugino la toccava selvaggiamente e lei si arrapava sempre. Avrebbe voluto che non si fermasse mai.

"Potrei fare di meglio, però", pensò. "Sarebbe fantastico se mi leccasse il clitoride con la lingua."

Sia che l'abbia toccata o leccata, la differenza non è così grande. "La cosa principale è che non dormiamo insieme", si calmò.

Lei allargò le gambe un po' di più in modo che avesse un migliore accesso alla sua vagina.

Ben non poteva più trattenersi. Doveva solo annusare e assaggiare quella bella figa.

Si alzò lentamente e salì sul letto. Si sdraiò a pancia in giù tra le sue gambe. Il suo pene era ora incastrato tra lo stomaco e il materasso.

È quasi arrivato!

Ma poteva solo controllarsi. La sua figa ora era proprio davanti al suo naso. Inalò il profumo della sua vagina bagnata, poi le toccò il clitoride con la punta della lingua. Di nuovo ha aspettato. Quando lei non ha risposto, ha continuato. Lasciò che la sua lingua danzasse sul suo clitoride. Aveva un buon odore. Era al settimo cielo. Di nuovo prese le sue dita per aiutarla e penetrò profondamente tra le sue labbra.

Fece girare le dita mentre continuava a rosicchiare la sua perla del piacere.

Il respiro di Emily stava diventando più veloce ora!

In realtà voleva gemere forte. Ma non voleva rivelargli che era sveglia, almeno non ancora. Era semplicemente troppo bello mentre lui la toccava e le massaggiava il clitoride.

Ma all'improvviso l'ha lasciata andare!

Aveva già paura che lui lasciasse la sua stanza.

Ma non era così. Invece, lo sentì spingersi lentamente sul letto.

"Non c'è niente che voglia leccarmi!" ha trionfato mentalmente. Già sentiva la sua lingua sul clitoride. Avrebbe potuto urlare di felicità.

"Lo lascerò leccare un po' di più. Ma poi dobbiamo smetterla. Ma ora un po' di più", pensò. "Mio cugino è un buon leccatore. Se continua così, mi farà venire", ha dichiarato.

Leccato all'orgasmo dal proprio cugino! Il pensiero di fare qualcosa di proibito la rendeva ancora più eccitata. Le mise di nuovo due dita nella vagina. Avrebbe potuto urlare di nuovo. Era sorpresa di se stessa di poter provare i più grandi sentimenti di piacere senza fare grandi rumori. Ora ha messo un altro dito nella sua vagina. Non sarebbe in grado di sopportare così tanto tempo!

La ragione di Ben era ormai completamente fallita.

Era intossicato da questa figa, dai suoi succhi e dalla sua eccitazione. Pensò tra sé:

"Se posso leccarla e sditalinarla, posso scoparla."

Più ci pensava, più l'idea gli piaceva. Si raddrizzò, tirando giù i pantaloncini in modo che il suo cazzo e il suo sacco fossero appena visibili. Il suo cazzo era duro come una roccia. Non era mai stato così grande come lo è adesso. Si chinò su di lei e si sostenne a sinistra ea destra del suo corpo con le mani. Non voleva mettere il suo peso su di lei.

Non le è stato permesso di svegliarsi!

È sufficiente se spingo con cura il mio cazzo nella sua vagina.

Molto attentamente!

Abbassò lentamente il bacino finché la sua testa non toccò l'ingresso della sua figa.

Emily sentiva che non sarebbe passato molto tempo prima che raggiungesse l'orgasmo. Suo cugino l'ha leccata e l'ha toccata così bene. Ma poco prima che fosse il momento, si fermò.

Avrebbe potuto prenderlo a schiaffi!

Aprì cautamente gli occhi di una fessura. Con la coda dell'occhio, vide Ben alzarsi e tirarsi giù i pantaloni. Il suo cazzo duro saltò fuori.

Poi si chinò su di lei e appoggiò le braccia su entrambi i lati del suo busto.

"Non può essere vero! Questa piccola troia arrapata vuole scoparmi. Non posso permetterlo. È mio cugino!" lei ha pensato.

Emily non sapeva cosa fare.

Il suo cazzo sembrava così grande. Proprio della taglia giusta. era così duro Dannato!

Le sarebbe piaciuto assaporare come si sentiva.

"Se mi tocca la figa con il suo cazzo, non è poi così male," si consolò. "Solo non lasciare che mi penetri. Se vuole, devo trattenerlo."

Poi si ricordò che Ben una volta le aveva detto che non era mai andato davvero a letto con una ragazza.

"Non sa cosa si prova a mettere il suo cazzo in una figa", pensò. Voleva ancora fargli quel favore. Voleva comunque concederglielo.

Ma allora dovrebbe finire!

Ben non riusciva a crederci. Era piegato su suo cugino. Con il suo cazzo all'ingresso della sua vagina. Una spinta in avanti e lui l'avrebbe fottuta.

Si scoperebbe suo cugino!

Per la prima volta nella sua vita avrebbe fatto sesso. Si mosse lentamente in avanti. La vagina bagnata e calda circondava il suo glande. Era così leggero e si sentiva benissimo. Tutto il suo corpo tremava. Presto il suo cazzo era scomparso dentro di lei fino alla base del suo pene. Ha iniziato a muoversi dentro e fuori.

Emily lo sentì entrare in lei!

È stata una sensazione fantastica. È stata scopata da suo cugino. Questo l'ha solo eccitata ancora di più. Avrebbe voluto gemere forte, ma finse comunque di dormire. Doveva finire. In nessun caso gli è stato permesso di sborrare nella sua fica.

"Ancora un po'" pensò. "Solo qualche altra spinta."

Con lui piegato su di lei, poteva sentire l'odore dei succhi di fica. Tutta la sua bocca doveva esserne bagnata dalla precedente leccata. Questo l'ha eccitata ancora di più.

Ben ora ha aumentato il ritmo con cui l'ha impalata. Era la cosa più bella che avesse mai sperimentato. Sarebbe venuto presto, perché poteva già sentire i suoi succhi che aspettavano solo di gonfiarsi fuori dalle sue palle. Fino ad ora, non aveva pensato al fatto che non poteva coprirla con il suo sperma. Inoltre non sapeva se avesse preso la pillola. Ma al momento non gli importava. Voleva solo scopare. La guardò.

All'improvviso ha aperto gli occhi!

"È sveglia!" si rese conto, scioccato.

Lo colpì come un fulmine. Voleva rapidamente tirare fuori il suo cazzo da lei e correre fuori dalla stanza. Forse non lo aveva riconosciuto nella penombra.

Emily aprì gli occhi e lo guardò direttamente.

Cosa dovrebbe fare?

Era eccitata oltre misura e ora voleva ottenere un orgasmo. Ma era suo cugino! Anche così, il suo cazzo era eccitato nella sua figa. Quando ha notato che stava per tirarle fuori il cazzo, gli ha tenuto le chiappe con le mani e ha sussurrato: "Non fermarti! Fallo!"

Ora tutte le dighe si sono rotte!

Ben si è lanciato su sua cugina con tutto il corpo e l'ha scopata come un indemoniato. Emily gemette forte e allargò le gambe più che poteva. Mosse il bacino al ritmo. La colpì con spinte selvagge e lei raggiunse il suo culmine.

" Yaaaaaaaa ", ha urlato i suoi sentimenti.

Il suo corpo ebbe uno spasmo e sussultò selvaggiamente. La sua figa si contrasse, il che era troppo anche per Ben. Si è alzato con un gemito e ha spruzzato il suo sperma in profondità nella figa di sua cugina con spinte selvagge.

Prima ancora che Emily riprendesse conoscenza, Ben era uscito dalla sua stanza. Lui tirò fuori il suo cazzo da lei e poi corse fuori dalla stanza il più velocemente possibile.

Emily giaceva lì, completamente esausta.

Aveva ancora le gambe divaricate. La sua vagina era gonfia e lo sperma scorreva tra le sue labbra e gocciolava sul suo letto.

Ha deciso di fare una chiacchierata tranquilla con suo cugino domani. Lo rimproverava e allo stesso tempo gli chiedeva di scoparla di nuovo il prima possibile!